Italienisches
Konversations-Buch

für

Pharmazeuten

von

J. Durst.

Zweite Auflage.

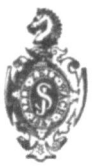

Springer-Verlag Berlin Heidelberg GmbH
1909

ISBN 978-3-662-40670-0   ISBN 978-3-662-41150-6 (eBook)
DOI 10.1007/978-3-662-41150-6

Universitäts-Buchdruckerei von Gustav Schade (Otto Francke)
in Berlin N. 24.

Vorwort.

Da einerseits der Garten Europas, das schöne Italien, heute noch wie früher auf die pharmazeutische Welt seine Anziehungskraft ausübt, andrerseits das Italienisch sprechende Publikum immer mehr und mehr in den deutschen Badeorten und Großstädten sich geltend macht, so dürfte dieses kleine Werkchen dazu beitragen, den Verkehr in den Apotheken zu erleichtern, wie solches für die englische Sprache durch das Werkchen von Dr. Barry und für das Französische von F. Kamm geschieht.

Im Gesprächsteil bediente ich mich des „voi" der 2. Person plur., um es dem französischen „vous" anzupassen und damit besonders dem schon Französisch sprechenden Pharmazeuten die Sache zu erleichtern, indem das „lei, ella" der 3. Person sing., wohl eleganter, aber den der italienischen Sprache nicht vollkommen Mächtigen nur verwirrt.

Neapel, den 18. Juni 1891.

J. Durst.

Vorwort zur 2. Auflage.

Mein kleines Werkchen durfte allseitig eine günstige Beurteilung erfahren, auch aus New York bekam ich einen dankbaren Gruß, nur von einer Seite wollte man mir den Vorwurf machen, daß ich das „voi" statt des „lei" gebrauchte. Den Grund, weshalb ich es tat, gab ich in meinem Vorwort zur 1. Auflage an, bemerke ferner, daß das voi in der kaufmännischen Korrespondenz beinahe ausnahmslos gebraucht wird, desgleichen in der Umgangssprache in ganz Süditalien; doch gebe ich zu, daß auch da der Gebildete, wenigstens dem Fremden gegenüber, das lei gebraucht. Ich habe nun in dieser 2. Auflage, um obigem Wunsche gerecht zu werden, in dem Gesprächsteil das lei statt des voi gebraucht. Hier möchte ich auch anfügen, daß man selbstverständlich alle Wörter in einem guten Wörterbuche nachschlagen kann, aber in gedrängter Zusammenstellung die meist gebrauchten Wörter dem ausübenden Apotheker zur Verfügung zu stellen, ist ein in die Augen springender Vorteil. — Ebenso wurde mir nahegelegt, in einer Neuauflage einige Winke für die Aussprache zu geben, was in der 2. Auflage in gedrängter Kürze geschehen ist, vollkommen ausreichend für den Italienisch lernenden Deutschen. Daß die wohlklingende italie=

nische Sprache ihre feinen Nuancierungen hat, das beweisen die Doppelkonsonanten, und es bedarf einer geübten Zunge, um sie richtig auszusprechen, und eines geübten Ohres, um sie herauszuhören; doch zum Troste für den Studierenden sei es gesagt, daß das gleiche schließlich von allen Sprachen gilt.

Neapel, 1. Februar 1909.

J. Durst.

Inhalt.

		Seite
	Das Nötige für die Aussprache	VII
I.	Apotheke — Personal, Einrichtung, Geräte usw. . .	1
II.	Maß und Gewicht — Geldsorten	3
III.	Gedrängte Zusammenstellung der üblichsten Ausdrücke in einer Apotheke	4
IV.	Drogen, Chemikalien und pharmazeutische Präparate	14
V.	Chirurgische Apparate, Instrumente und Verband-Artikel	20
VI.	Der menschliche Körper — Ausscheidungen des Körpers	21
VII.	Krankheiten	24
VIII.	Schädliche Tiere, Insekten und Reptilien	27
IX.	Rezeptur	28
X.	Formel einer Urin-Analyse	30
XI.	Korrespondenz	32
XII.	Gespräche	34

Das Nötige für die Aussprache.

I. c vor e und i lautet — tſche — tſchi

    z. B. dolce — doltſche — ſüß
         cicatrice — tſchikatritſche — Narbe

  g vor e und i lautet — dſche — dſchi

    z. B. giuntura — dſchuntura — Gelenk
         legge — ledſche — Gesetz

  sc vor e und i lautet — ſch —

    z. B. sciabola — ſchabola — Säbel
         viscere — wiſchere — Eingeweide

II. Sobald aber hinter c — g — sc ein h tritt, wird der Zischlaut aufgehoben:

    z. B. chiaro — kiaro — klar
         ghiaccio — giatſcho — Eis
         scheletro — ſkéletro — Skelett

III. In Wörtern mit den Doppelkonsonanten gl und gn hört man das g gar nicht, sondern das l und n werden gequetscht ausgesprochen mit einem i Klang, wie im Spanischen das ñ (niño)

    z. B. spagna — ſpanja — Spanien
         foglia — folja — Blatt
         sogno — ſonjo — Traum
         soglia — ſolja — Schwelle
         spugna — ſpunja — Schwamm

IV. o nach u wird wie das griechische ω ausgesprochen

    z. B. buono — buωno — gut
         cuore — kuωre — Herz

V. Vor sp und st (s impuro) wird der männliche Artikel il in lo verwandelt

VI. Der Akzent ` wird gesetzt, um anzuzeigen, daß die Betonung auf die letzte Silbe des Wortes zu stehen kommt:

    z. B. velocità — Geschwindigkeit

VII. Von der richtigen Aussprache der Doppelkonsonanten hängt bei einigen Wörtern der richtige Sinn ab:

z. B. i capelli — die Haare
i cappelli — die Hüte

ebenso vom einfachen harten oder weichen Konsonanten:

z. B. il ciglio — die Augenbraue
il giglio — die Lilie

I.
Apotheke, Personal, Einrichtung, Geräte ꝛc.

a)

Apotheke	Farmacia, la
„ allopathische	„ allopatica
„ homöopathische	„ omiopatica
„ Taschenapotheke	Farmacia tascabile
Apotheker (Chef)	Farmacista (Padrone), il
Gehilfe	Impiegato, Commesso, il
Lehrling	Apprendista, l'
Stößer	Facchino, il
Laufbursche	Ragazzo, il

b)

Abdampfschale	capsula, la
Apparat (Dampf-)	apparechio (a vapore), l'
„ (Sauerstoff-)	„ (a ossigeno)
Becherglas	bicchiere, il
Bindfaden	spago, lo
Dampfbad	bagno maria, il
Deckel	coperchio, il
Draht	filo di ferro, il
Drahtnetz	rete di ferro, la
Dreifuß	triangolo, il
Eimer	secchio, il
Etikette	etichetta, l'
Faß	fusto, il
Fäßchen	barile, il
Feile	lima, la
Filter	filtro, il
Flasche (kleine)	boccetta, la
„ (größere)	bottiglia, la
„ (eigene Form, Lit. 2 bis	fiasco, il
„ (große) [2½ Inhalt	boccione, il
„ (Korb-)	damigiana, la
Flasche mit Glasstopfen	boccetta con tappo a smeriglio
Gewicht	peso, il
Glas (Trink-)	bicchiere, il
„ (im allgemeinen)	vetro, il

Durst.

Glasröhre	tubo di vetro, il
Glasstab	bacchetta di vetro, la
Hahn	rubinetto, il
Handtuch	asciugamano, l'
Heber (phys.)	sifone, il
Kessel (großer)	caldaja, la
„ (kleiner)	casserola, la
Kiste	cassa, la
Kochkolben	matraccio, il
Kork	turacciolo, il
Korkzieher	cava-turacciolo, il
Lackmuspapier	carta tornasole, la
Leinwand	tela, la
Löffel, Horn-	cucchiajo di corno, il
„ Holz-	„ „ legno, „
„ Silber-	„ d'argento, „
Mensur	misura, la
Messer	coltello, il
Mörser	mortajo, il
Ofen (großer)	stufa, la
„ (kleiner)	fornello, il
Papier, weiß	carta, bianca, la
„ Pergament-	„ pergamena
„ Seiden-	„ velina
„ Fließ-	„ sugante
„ Filtrir-	„ da filtro
Pillenmaschine	pilloliera, la
Pinzette	pinzetta, la
Pinsel	pennello, il
Pistill	pestello, il
Presse	pressa, la
Pulverkapsel	capsula, cartina, la
Reagensglas	provetta, la
Reagenspapier	carta da saggio, la
Rezeptirtisch	bancone, il
Reibschale	mortaio, il
Retorte	storta, la
Schachtel	scatola, la
Schere	forbice, la
Schieblade	tiratoio, il
Schlauch	tubo, il
Schrank	armadio, l'
Schreibtafel	lavagna, la
Schreibtisch	scrittoio, lo
Schreibzeug	calamaio, il
Schwamm	spugna, la

— 3 —

Sieb	staccio, lo
Spatel	spatula, la
Standgefäß	vaso, boccione, il
Stempel	bollo, il
Stuhl	sedia, la
Teller	piatto, il
Tiegel	crogiuolo, il
Tisch	tavola, la
Topf	vasetto, il
Tropfzähler	contagocce, il
Trichter	imbuto, l'
Wage	bilancia, la
Werg	stoppa, la
Zange	tenaglia, la

II.
Maß und Gewicht, Misura e Peso.
I. a) Längen-Maße.

Meter	metro, il
Dezimeter	decimetro ⎫ Der Akzent kommt
Zentimeter	centimetro ⎬ auf die drittletzte
Millimeter	millimetro ⎭ Silbe zu stehen.
Quadratmeter	metro quadrato

b) Flüssigkeits-Maße.

Liter	litro, il
Deziliter	decilitro ⎱ wie oben.
Zentiliter	centilitro ⎰

II. Gewicht, neues.

Kilogramm	chilo, il
Gramm	grammo, il
Dezigramm	decigrammo ⎫ Der Akzent kommt
Milligramm	milligrammo ⎬ auf die zweitletzte Silbe zu stehen.

Gewicht, altes.

Pfund	libra, la
Unze	oncia, l'
Drachme	dramma, la
Skrupel	scrupulo, lo
Gran	grano (granello), il

— 4 —

Geldsorten, Denari, (Monete).

Kupfer	Bronzo (rame), il
ein Centim	un centesimo
zwei Centim	due centesimi
ein Soldo (fünf Centim)	un soldo
zwei Soldi (zehn Centim)	due soldi
vier Soldi (Nickel)	quattro soldi
Silber	**Argento, l'**
50 Centim	cinquanta Centesimi
eine Lira	una lira
zwei Lire	due lire
fünf Lire	cinque lire
Gold	**Oro, l'**
10 Lire	dieci lire
20 Lire	venti lire
Papier	**Carta** (biglietto)
5 Lire	cinque lire
10 „	dieci „
25 „	venticinque lire
50 „	cinquanta „
100 „	cento „
200 „	duecento „
500 „	cinquecento „
1000 „	mille „

III.
Gedrängte Zusammenstellung der häufigsten Ausdrücke in einer Apotheke.

a) Substantiva.

Arzt	medico (dottore), il
Wundarzt	chirurgo, il
Zahnarzt	dentista, il
Tierarzt	veterinario, il
Hebamme	levatrice, la
Krankenwärter (in)	guardia d'ammalati (infermiero (a))
Amme	nutrice, la
Mann	uomo, l'
„ (Gatte)	marito, il
Frau	donna, la
„ (Gattin)	moglie, la
Kind (wenn klein)	bambino (a) (fanciullo)
„ (wenn größer)	figlio (a)
Hospital	ospedale, l'

— 5 —

Arznei	medicina, la
Abkochung	decotto, il
Aderlaß	salasso, il
Atem	fiato, il
Aufguß	infuso, l'
Augenwasser	collirio, il
Bad	bagno, il
Bad, Sitz- (Halb-)	semicupio, il
Blatt (Papier)	foglio, il
„ (Pflanze)	foglia, la
Dusche	doccia, la
Einreibung	frizione, la
Einspritzung	injezione, l'
Flüssigkeit	liquido, il
Gebrauchsanweisung	istruzione, l'
Gehalt (einer Lösung z. B.)	forza, la
„ (Verdienst)	stipendio (salario), lo
Gefühl (Sinn)	tatto, il
Gehör „	udito, l'
Geruch „	odorato, l'
Geschmack „	gusto, il
Gesicht „	vista, la
Geruch (einer Sache)	odore, l'
Geschmack „	sapore, il
Gift	veleno, il
Gegengift	antidoto, l'
Gurgelwasser	gargarismo, il
Inhalt	contenuto, il
Klang (Laut)	suono, il
Keller	cantina, la
Klistier	clistero, il
Latwerge	elettuario, l'
Lösung	soluzione, la
Mischung	mescolanza, la
Mixtur	pozione, la
Mittel (Heil-)	rimedio, il
Mittel, abführendes	purgativo, il
„ ätzendes	caustico
„ auflösendes	risolvente
„ beruhigendes	calmante
„ blasenziehendes	vescicante
„ Brech-	vomitivo
„ erfrischendes	rinfrescante
„ erweichendes	emolliente
„ Fieber-	febbrifugo
„ harntreibendes	diuretico

Mittel, Magen-	stomatico
„ reinigendes	depurativo
„ reizendes	irritante
„ Schlaf-	sonnifero
„ schmerzstillendes	calmante
„ schweißtreibendes	sudorifero
„ zusammenziehendes	astringente
„ stärkendes	corroborante, tonico
„ Wurm-	vermifugo, il
Niederschlag	precipitato, il
Pastille	pastiglia, la
Pflaster	empiastro, l'
Pille	pillola, la
Pulver (Gemisch)	polvere, la
„ (abgeteiltes)	cartina, la
Rezept	ricetta, la
Rezeptbuch	copia-ricette, il
Rechnung	conto, il (fattura, la)
Salbe	pomata, la (unguento, l')
Saft (Fleisch-)	sugo, il
„ (Pflanzen-)	succo, il
Satz	deposito, il
Stuhlzäpfchen	suppositorio, il
Tee	tisana, la
Umschlag	compressa, la
Verband	medicatura, la
Vorsicht	precauzione, la
Waschung	lozione, la
Zersetzung	decomposizione, la
Zusammensetzung	composizione, la

b) Adjectiva.

ähnlich	simile	dunkel	scuro
äußerlich	esterno	durchsichtig	trasparente
alt	vecchio	dürr	secco
angenehm	gradevole	eckig	angoloso
bedeckt	coperto	ekelhaft	disgustoso
blau	azzurro		(nauseante)
bleich	pallido	entzündlich	infiammabile
bitter	amaro	fad [(Feuer)	insipido
braun	bruno	fein	fine
brausend	effervescente	fest	solido
brennend	bruciante	fettig	grasso
dick	spesso	feucht	umido
dünn	sottile	flach	piano

flüchtig	volatile	rein (chemisch)	puro (chimica-[mente)
flüssig	liquido		
frisch	fresco	rostig	rugginoso
gelb	giallo	rund	rotondo
gewürzhaft	aromatico	rot	rosso
giftig	velenoso	schädlich	nocivo
glänzend	lucido	saftig	pieno di succo
grau	grigio	salzig	salato
grob	grosso	sauber	pulito
groß	grande	scharf (Ge-schmack)	piccante
grün	verde		
gut	buono	schimmelig	muffo
häßlich	brutto	schlecht	cattivo
hart	duro	schleimig	mucoso
harzig	resinoso	schmackhaft	saporito
hell	chiaro	schmutzig	sporco
heiß	caldo	schön	bello
herbe	acerbo	schwach	debole
innerlich	interno	schwarz	nero
jung	giovane	schwer (Ge-. wicht)	pesante
kalt	freddo		
klar	chiaro	„ (Arbeit)	difficile
klebrig	glutinoso	stark	forte
klein	piccolo	stinkend	puzzolente
körnig	granuloso	süß	dolce
kochend	bollente	trübe	torbido
kurz	corto	trocken	asciutto
lang	lungo	unangenehm	sgradevole
lauwarm	tiepido	unbrauchbar	inutile
laugig	alcalino	undurchsichtig	opaco
leicht (Gewicht)	leggiero	unschädlich	innocuo
„ (Arbeit)	facile	verdorben	guasto
mager	magro	warm	caldo
matt (Farbe)	fosco	weich	morbido
mehlig	farinoso	weiß	bianco
offen	aperto	zähe	tenace
ranzig	rancido	zerbrechlich	fragile [te
rauh	ruvido	zerfließlich	delinquescen-
rauchend	fumante	zusammen-[ziehend	astringente

c) Verba.

abdampfen	evaporare	abholen	venire a pren-
abgießen	versare (de-cantare)	abschreiben	copiare [dere
		abkühlen	raffreddare

abteilen	dividere	härten	indurire
ändern (wechseln)	cambiare	heben, (auf=)	alzare
		heilen	guarire
anfeuchten	inumidire	hemmen	fermare
aufbewahren	conservare	hinzufügen	aggiungere
aufkleben	impastare	kaufen	comprare
auflegen (Pflaster z.B.)	applicare	kochen	bollire
		kommen	venire
auflösen	sciogliere	kosten (Preis)	costare
aufschreiben	marcare	kosten	gustare
aufstäuben	spolverizzare	kratzen	grattare
ausschütten	versare	leimen	incollare
ausspülen	sciacquare	leiten	condurre
beachten	osservare	messen	misurare
bedienen	servire	mischen	mischiare
beenden	finire	nehmen	prendere
benennen	chiamare	neigen	chinare
bereiten	preparare	öffnen	aprire
bezeichnen	indicare	pressen	spremere
blähen	gonfiare	probieren	saggiare
brechen	rompere	prüfen	esaminare
erbrechen	vomitare	pulvern	polverizzare
brennen	bruciare	reiben	strofinare
destillieren	distillare	reifen	maturare
durchfließen / durchtreiben	passare	reinigen	pulire
		reizen	irritare
einblasen	insoffiare	riechen	odorare
eingeben	dare	rühren	agitare
einnehmen	prendere	saugen	succhiare
einreiben	frizionare	scheiden, tren=	separare
einträufeln	istillare	schicken [nen	mandare
einwickeln (in Papier)	incartare	schlämmen	lavare
		schließen	chiudere
entfärben	scolorare	schlucken	ingoiare
enthalten	contenere	schmecken	gustare
entwickeln	sviluppare	schmelzen	fondere
erwärmen	scaldare	schneiden	tagliare
färben	colorare	schütteln	agitare
filtrieren	filtrare	seihen	far passare
fühlen	sentire	sieben	stacciare
füllen	riempire	spritzen	schizzare
gären	fermentare	sterben	morire
gebrauchen	usare	stoßen, (zer=)	pestare
gefrieren	gelare	streichen (Pflaster)	estendere
gerinnen	coagulare		
gurgeln	gargarizzare	suchen	cercare

teilen	dividere	verkaufen	vendere
tragen	portare	verordnen	ordinare
trocknen	asciugare	verschönern	imbellire
trüben	intorbidire	versilbern	inargentare
tropfen	gocciolare	verwechseln	sbagliare
übergießen	infondere	wägen	pesare
überlaufen	traboccare	wählen	scegliere
überziehen	coprire	warten	aspettare
umgießen	versare	waschen	lavare
umwenden	voltare	wechseln	cambiare
unterbrechen	interrompere	widerstehen	resistere
unterdrücken	sopprimere	zerquetschen	schiacciare
unterscheiden	distinguere	zersetzen	scomporre
unterzeichnen	sottoscrivere	zerstäuben	spolverizzare
verdampfen	svaporare	zerstören	distruggere
verdünnen	diluire	ziehen	tirare
vergiften	avvelenare	zubereiten	preparare
vergolden	indorare	zuziehen	
vergrößern	ingrandire	zusammen= ziehen	stringere
verkleinern	diminuire		
verfohlen	carbonizzare	zwingen	forzare

Raccolta di parole più necessarie in una Farmacia.

a) Sostantiva, Hauptwörter.

antidoto, l'	Gegengift
bagno, il	Bad
cantina, la	Keller
cartina, la	Pulver (abgeteiltes)
chirurgo, il	Wundarzt
clistero, il	Klistier
collirio, il	Augenwasser
composizione, la	Zusammensetzung
compressa, la	Umschlag
contenuto, il	Inhalt
conto, il (fattura, la)	Rechnung
copia-ricette, il	Rezeptbuch
decotto, il	Abkochung
decomposizione, la	Zersetzung
dentista, il	Zahnarzt
deposito, il	Satz
doccia, la	Dusche
elettuario, l'	Latwerge

empiastro, l'	Pflaster
fiato, il	Atem
foglia, la	Blatt (Pflanze)
foglio, il	„ (Papier)
frizione, la (unzione)	Einreibung
gargarismo, il	Gurgelwasser
guardia d' ammalati (infermi-	Krankenwärter
gusto, il [ero]	Geschmack
infuso, l'	Aufguß
injezione, l'	Einspritzung
istruzione, l'	Gebrauchsanweisung
levatrice, la	Hebamme
liquido, il	Flüssigkeit
medicatura, la	Verband
medico, il	Arzt
medicina, la	Arznei
mescolanza, la	Mischung
nutrice, la	Amme
odorato, l'	Geruch
pastiglia, la	Pastille
pillola, la	Pille
polvere, la	Pulver (Gemisch)
pomata, la (uguento, l')	Salbe
precauzione, la	Vorsicht
precipitato, il	Niederschlag
ricetta, la	Rezept
rimedio, il	Mittel,
„ astringente	„ zusammenziehendes
„ calmante	„ beruhigendes
„ calmante	„ schmerzstillendes
„ caustico	„ ätzendes
„ depurativo	„ reinigendes
„ diuretico	„ harntreibendes
„ emolliente	„ erweichendes
„ febbrifugo	„ Fieber=
„ irritante	„ reizendes
„ purgativo	„ abführendes
„ rinfrescante	„ erfrischendes
„ risolvente	„ auflösendes
„ sonnifero	„ Schlaf=
„ stomatico	„ Magen=
„ sudorifero	„ schweißtreibendes
„ tonico (corroborante)	„ stärkendes
„ vermifugo	„ Wurm=
„ vescicante	„ blasenziehendes
„ vomitivo	„ Brech=

semicupio, il	Sitzbad
soluzione, la	Lösung
stipendio, lo (salario)	Gehalt (Verdienst)
succo, il	Saft (Pflanzen=)
sugo, il	" (Fleisch=)
suono, il	Klang, Laut
suppositorio, il	Stuhlzäpfchen
tatto, il	Gefühl (Sinn)
tisana, la	Tee
udito, l'	Gehör
veleno, il	Gift
veterinario, il	Tierarzt
vista, la	Gesicht

b) Aggettivi, Eigenschaftswörter.

acerbo	herbe	fosco	matt (Farbe)
alcalino	laugig	forte	stark
amaro	bitter	fragile	zerbrechlich
angoloso	eckig	freddo	kalt
aperto	offen	fresco	frisch
aromatico	gewürzhaft	fumante	rauchend
asciutto	trocken	giallo	gelb
astringente	zusammen=	giovane	jung
azzurro	blau [ziehend	glutinoso	klebrig
bello	schön	gradevole	angenehm
bianco	weiß	grande	groß
bollente	kochend	granuloso	körnig
bruno	braun	grasso	fettig
bruciante	brennend	grigio	grau
brutto	häßlich	grosso	grob
buono	gut	infiammabile	entzündlich
caldo	heiß, warm	innocuo	unschädlich
chiaro	hell, klar	insipido	fad
coperto	bedeckt	interno	innerlich
corto	kurz	inutile	unbrauchbar
debole	schwach	leggiero	leicht (Gewicht)
delinquescen-	zerfließlich	liquido	flüssig
difficile [te	schwer (Arbeit)	lucido	glänzend
disgustoso	ekelhaft	lungo	lang
dolce	süß	magro	mager
duro	hart	morbido	weich
effervescente	brausend	mucoso	schleimig
esterno	äußerlich	muffo	schimmelig
facile	leicht (Arbeit)	nauseante	ekelerregend
farinoso	mehlig	nero	schwarz
fine	fein	nocivo	schädlich

opaco	unburchsichtig	scuro	dunkel
pallido	bleich	secco	dürr
pesante	schwer (Ge-	sgradevole	unangenehm
piano	flach [wicht)	simile	ähnlich
piccante	scharf	solido	fest
piccolo	klein	sottile	dünn
pieno di succo	saftig	spesso	dick
pulito	sauber	sporco	schmutzig
puro	rein	tenace	zähe
puzzolente	stinkend	tiepido	lauwarm
rancido	ranzig	torpido	trübe
resinoso	harzig	trasparente	durchsichtig
rosso	rot	umido	feucht
rotondo	rund	velenoso	giftig
rugginoso	rostig	verde	grün
ruvido	rauh	vecchio	alt
salato	salzig	volatile	flüchtig

c) Verbi, Zeitwörter.

aggiungere	hinzufügen	copiare	abschreiben
agitare	schütteln, rühren	coprire	überziehen, bedecken
alzare	heben (auf-)	costare	kosten (Preis)
aprire	öffnen	dare	geben (ein-)
applicare	auflegen, anwenden	diluire	verdünnen
		diminuire	verkleinern
asciugare	trocknen	distillare	destillieren
aspettare	warten	distinguere	unterscheiden
avvelenare	vergiften	distruggere	zerstören
bollire	kochen	dividere	abteilen
bruciare	brennen	esaminare	prüfen
cambiare	ändern, wechseln	estendere	streichen, Pflaster
carbonizzare	verkohlen	evaporare	abdampfen
cercare	suchen	far passare	seihen
chiamare	benennen, rufen	fermare	hemmen
		fermentare	gären
chinare	neigen	filtrare	filtrieren
chiudere	schließen	finire	beenden
coagulare	gerinnen	fondere	schmelzen
colorare	färben	forzare	zwingen
comprare	kaufen	frizionare	einreiben
condurre	leiten	gargarizzare	gurgeln
conservare	aufbewahren	gelare	gefrieren
contenere	enthalten	gocciolare	tröpfeln

gonfiare	blähen	pulire	reinigen
grattare	kratzen, reiben	raffreddare	abkühlen
gustare	schmecken, kosten	resistere	widerstehen
		riempire	füllen
imbellire	verschönern	rompere	brechen
impastare	aufkleben	saggiare	probieren
inargentare	versilbern	sbagliare	verwechseln
incartare	einwickeln (in Papier)	scaldare	erwärmen
		scegliere	wählen
incollare	leimen	schiacciare	zerquetschen
indorare	vergolden	schizzare	spritzen
indicare	bezeichnen	sciacquare	ausspülen
indurire	härten	sciogliere	auflösen
nfondere	übergießen	scolorare	entfärben
ngoiare	schlucken	scomporre	zersetzen
ingrandire	vergrößern	sentire	fühlen
insoffiare	einblasen	servire	bedienen
interrompere	unterbrechen	separare	scheiden, trennen
intorbidire	trüben		
irritare	reizen	sopprimere	unterdrücken
istillare	einträufeln	sottoscrivere	unterschreiben
inumidire	anfeuchten	spremere	pressen
lavare	schlemmen, waschen	spolverizzare	zerstäuben, aufstäuben
mandare	schicken	stacciare	entwickeln
marcare	aufschreiben	stringere	sieben
maturare	reifen	strofinare	anziehen
mischiare	mischen	succhiare	reiben
misurare	messen	sviluppare	saugen
odorare	riechen	tagliare	schneiden
ordinare	verordnen	tirare	ziehen
osservare	beobachten	traboccare	überlaufen
passare	durchtreiben, fließen	usare	gebrauchen
		vendere	verkaufen
pesare	wägen	venire	kommen
pestare	stoßen	venire a pren-	abholen
polverizzare	pulvern	versare [dere	um-, abgießen, ausschütten
portare	tragen		
prendere	einnehmen, nehmen	voltare	umwenden
		vomitare	erbrechen
preparare	bereiten		

IV.
Droghe, Prodotti chimici e farmaceutici.
Drogen, Chemikalien und pharmazeutische Präparate.
Lateinisch — Deutsch — Italienisch.

Es soll im folgenden nur das Notwendigste Berücksichtigung finden, zumal sich aus dem Angeführten von selbst die Bildung des Fehlenden ergibt, um so mehr, als das italienische Wort häufig rein lateinisch ist, z. B. **Tinctura Belladonnae** ist **Tintura di** (Genitivkonstruktion) **Belladonna**. Als allgemeine Regel (wenn auch nicht ausnahmslos) möge man sich merken, daß der lateinische Ablativ den italienischen Nominativ abgibt, z. B. **Ferrum = Ferro, Digitalis = Digitale. Kalium** ist immer **Potassio** und **Natrium = Sodio** (oder gleichrichtig **Potassa** und **Soda**.) Die Benennung der Salze wird in folgender Weise gebildet: **Kali aceticum = Acetato di potassio** oder **Potassa, Natrium jodatum = Joduro di Sodio** (oder **Soda**.) Es werden sich auch in der folgenden Aufstellung manche spezifisch italienische Arzneimittel finden, die aber, weil häufig verlangt, hier am Platze sind.

Acetum crudum	Gewöhnlich. Essig	Aceto ordinario
„ plumbi	Bleiessig	„ di piombo
„ quatuor latrorum	Riechessig	„ di quattro ladri
Acidum acetic. conc.	Eisessig	Acido acetico glaciale
„ carbolicum	Carbolsäure	„ fenico [le
„ hydrochloricum (dil.)	Salzsäure (verdünnte)	„ idroclorico (diluito)
„ lacticum	Milchsäure	„ lattico
„ nitricum	Salpetersäure	„ nitrico (auch azotico)
„ sulfuricum (rect.)	Schwefelsäure, reine	„ solforico, rettificato
Aether aceticus	Essigäther	Etere acetico
„ pur.	Aether	„ solforico
Adeps suillus	Schweineschmalz	Sugna
Alumen	Alaun	Allume
Ammonium chloratum	Salmiak	Cloruro di Ammonio
Amylum	Stärkemehl	Amido
Amygdalae amarae	Mandeln, bittere	Mandorle amare
„ dulces	„ süße	„ dolci
Aqua Anisi	Aniswasser	Acqua di Anice
„ calcariae	Kalkwasser	„ di Calce
„ Cinnamomi	Zimmtwasser	„ di Cannella
„ Foeniculi	Fenchelwasser	„ di Finocchio
„ florum Aurantii	Orangenblütenwasser	„ di fiori d'Arancio
„ picis	Teerwasser	„ di catrame
„ turion. Pini	Fichtenknospenwasser	„ di Pino marittimo

— 15 —

Aqua Plantaginis	Wegerichwasser	Acqua di Piantaggine
„ theriacalis	Theriakwasser	„ teriacale
Argentum nitricum	Höllenstein	Nitrato d'argento, lapis caustico
Balsamum Copaivae	Kopaivabalsam	Balsamo di Copaive
Bismuthum subnitricum	Basisches Wismutnitrat	Sottonitrato di Bismuto
Borax	Borax	Borace (borato di soda)
Calcaria chlorata	Chlorkalk	Cloruro di Calce
Calcium carb.praecip.	Präzipit. Kreide	Calce precipitata
„ phosphori-	Kalziumphosphat	Fosfato di Calce
Carbo ligni	Holzkohle	Carbone di legno
Caryophylli	Nelken	Garofani
Cetaceum	Walrat	Spermaceto
Charta sinapisata	Senfpapier	Carta senapata
Chininum sulfuricum	Chininsulfat	Solfato di chinino
Chloralum hydratum	Chloralhydrat	Idrato di Cloralio
Coccionella	Cochenille	Cocciniglia
Cortex Chinae	Chinarinde	Corteccia di china
„ Cinnamomi	Zimmtrinde	„ di Cannella
„ Quercus	Eichenrinde	„ di Quercia
Crocus	Safran	Zafferano
Cuprum sulfuricum	Kupfersulfat	Solfato di Rame
Emplastrum adhaesivum	Heftpflaster	Empiastro (ceroto) di Diachilon
—	(resinöses Pflaster)	„ di Mucillagine
„ Cantharidum ord.	Spanischfliegenpflaster	„ di Cantaridi (vescicante)
Extractum Absynthii	Wermutextrakt	Estratto di Assenzio
„ Cannabis ind.	Ind. Hanfextrakt	„ di canape indiano
„ Filicis	Farnextrakt	„ di felce maschio
„ Graminis	Queckenwurzelextrakt	„ di Gramigna
„ Hyoscyami	Bilsenkrautextrakt	„ di Giusquiamo
„ Lactucae	Lattichextrakt	„ di Lattuga
„ Opii [sat.	Opiumextrakt	„ di Oppio
„ Rhei	Rhabarberextrakt	„ di Rabarbaro
„ Secalis corn.	Mutterkornextrakt	„ di Segala cornuta
Ferrum reductum	Reduziertes Eisen	Ferro ridotto
„ sulfuricum, siccum	Ferrosulfat, entwässertes	Solfato di Ferro, secco

— 16 —

Ferrum dialysatum	Dialysiertes Eisen	Ferro dializzato
Flores Chamomillae	Kamillen	Fiori di Camomilla
„ Cinae	Wurmsamen	Seme santo
„ Juglandis reg.	Nußblüten	Fiori di Noce
„ pectorales	Brusttee	„ pettorali
„ Rosae	Rosenblätter	„ di Rose
„ Tiliae	Lindenblüten	„ di Tiglio
„ Violae	Veilchenblüten	„ di Viole (di Mammole)
Foliae Juglandis	Nußblätter	Foglie di Noce
„ Gentianae	Enzianblätter	„ di Genzianella
„ Menthae pip.	Pfefferminze	„ di Menta
„ Uvae Ursi	Bärentrauben-	„ di Uva orsina
Fructus	Früchte [blätter	Frutti
„ Anisi	Anis	Semi di Anice
„ Carvi	Kümmel	„ „ Comino
„ Foeniculi	Fenchel	„ „ Finocchio
„ Juniperi	Wachholderbeeren	„ „ Ginepro
„ Phellandrii	Wasserfenchel	„ „ Fellandrio
Glycerinum	Glyzerin	Glicerina
Gummi arabicum	Arabisches Gummi	Gomma arabica
„ Benzoës	Benzoe	„ belzoino
„ Masticis	Mastix	„ Mastice
„ Myrrhae	Myrrhen	„ Mirra
„ Olibani	Weihrauch	Incenso
Herba Absinthii	Wermut	Erba di Assenzio
„ Capillor. vener.	Frauenhaar	„ di Capil venere
„ Viol. tricol.	Stiefmütterchen	„ di Jacea
Hirudines	Blutegel	Sanguesughi
Hydrargyrum bichloratum	Quecksilberchlorid	Bicloruro di Mercurio (Sublimato corrosivo)
„ bijodatum	„ jodid	Bijoduro di murcurio
„ chloratum	„ chlorür	Cloruro di „ (Calomelano)
„ oxydatum	„ oxyd	Ossido rosso di Mercurio
Kali causticum	Kaliumhydroxyd	Potassa caustica
Kalium aceticum	„ acetat	Acetato di potassa
„ chloratum	„ chlorat	Cloruro di „
„ dichromicum	„ bichromat	Bicromato di „
„ jodatum	„ jodid	Joduro di „
Lichen islandicus	Isländisch. Moos	Lichene (islandico)
Lignum Guajaci	Guajakholz	Legno santo (Guajaco)
„ campechianum	Blauholz	„ campeccio

Linimentum ammoniatum	Flüchtiges Liniment	Linimento volatile
Liquor Ammonii acetici	Ammoniumacetatlösung	Spirito del Minderero
„ „ anisatus	Anishaltige Ammoniakflüssigkeit	Liquore anisato di ammonia
„ Ferri sesquichlorati	Eisenchloridlösung	„ di percloruro di ferro
„ Kalii arsenicosi	Fowlersche Lösung	„ arsenicale del Fowler
„ Plumbi subacetici	Bleiessig	„ di sottacetato di piombo
Magnesium carbonicum	Magnesiumkarbonat	Antacido, Carbonato di Magnesia
„ citricum effervescens	Brausemagnesia	Magnesia effervescente
„ sulfuricum	Magnesiumsulfat	Sal inglese, Solfato di Magnesia
Mel rosatum	Rosenhonig	Miele rosato
Morphinum hydrochloricum	Morphinhydrochlorid	Cloridrato di Morfina
Moschus	Moschus	Muschio
Natrium bicarbonicum	Doppeltkohlensaures Natron	Bicarbonato di Soda
„ jodatum	Natriumjodid	Joduro die Sodio
Oleum Anisi	Anisöl	Essenza d'Anici
„ Cinnamomi	Zimtöl	„ di Cannella

(Essenza oder Olio etereo wird ein ätherisches Öl genannt, während ein fettes Öl immer Olio benannt wird.)

Oleum Amygdalarum	Mandelöl	Olio di Mandorle
„ Olivarum	Olivenöl	„ di Olive
„ Terebinthinae	Terpentinöl	Essenza di Trementina
„ jecoris aselli	Leberthran	Olio di fegato di
Opium	Opium	Oppio [merluzzo
—	(gebranntes Opium)	Oppio torrefatto
—	Oblaten	Ostie
Piper album	Pfeffer, weißer	Pepe bianco
Pilulae ferri carbonici	Eisenpillen	Pillole di ferro (Blaud)
„ Jalapae	Jalappenpillen	„ di Gialappa
Pulvis aëropherus	Brausepulver	Polvere gazzosa (effervescente)
„ „ laxans	Abführendes Brausepulver	„ del Seidlitz

Durst.

Pulvis Ipecacuanhae opiatus	Dower'sches Pulver	Polvere del Dower
„ Iridis flor.	Veilchenwurzel- pulver	„ d' Iride
—	Insektenpulver	„ insetticida
—	Reispulver par- fümiert	„ di Riso (profumata („ di Cipria)
—	Zahnpulver	„ dentifricia
Radix Rhei	Rhabarberwurzel	Radice di Rabarbaro
„ Senegae	Senegawurzel	„ di Poligala
„ Sarsaparillae	Sarsaparille	„ di Salsa-
„ (Rhiz.) Zingi-	Ingwer	Zenzero [pariglia
Saccharum [beris	Zucker	Zucchero
„ lactis.	Milchzucker	„ di latte
Sal Carolinum factitium	Künstl. Karls- bader Salz	Sale di Carlsbad artificiale
Sapo calinus venalis	Schmierseife	Sapone verde
—	Borsäureseife	„ all' acido borico
—	Karbolseife	„ all' acido fenico
—	Schwefelseife	„ al Zolfo
—	Sublimatseife	„ al Sublimato
—	Teerseife	„ al Catrame
Sirupus aurantii cort.	Pomeranzen- schalensirup	Sciroppo die cortecce d'Arancio
„ „ flor.	Pomeranzen- blütensirup	„ di fiori d'Arancio
—	(Eine Art Weichsel- sirup)	„ d'Amarena
—	(Aromatischer Sirup)	„ d'Alkermes
„ Amygdalarum	Mandelsirup	„ d' Orzata
—	Bignoniasirup	„ di Bignonia
„ Cerasorum	Kirschsirup	„ di Ciriege
—	(Aus verschiedenen Wurzeln zusam- mengesetzter Sirup)	„ di cinque radici
„ Mororum	Maulbeersirup	„ di Gelsemore
—	Pfirsichsirup	„ di Pesche
—	Fichtenknospen- sirup	„ di Pino marittimo
—	Meerrettichsirup (mit Jod)	„ di Rafano (jodato)
„ Rubi idaei	Himbeersirup	„ di Lampone

Sirupus simplex	Weißer Sirup	„ semplice
Species pectorales	Brusttee	(Specie) Te pettorale
Spiritus	Weingeist	Spirito (Alcool) di Vino
Spiritus aethereus	Aetherweingeist	Liquore anodino
„ camphoratus	Kampfergeist	Spirito canforato
„ Juniperi	Wachholdergeist	„ di Ginepro
Strychninum (nitricum)	Strychninnitrat	Stricnina (Nitrato di)
Sulfur depuratum	Gereinigter Schwefel	Zolfo (Solfo) depurato
„ praecipitatum	Schwefelmilch	„ precipitato (latte di Zolfo)
Tartarus depuratus	Weinstein	Cremore di tartaro
„ stibiatus	Brechweinstein	Tartaro emetico
Thymolum	Thymol	Timolo
Tinctura Absynthii	Wermuttinktur	Tintura d'Assenzio
„ Catechu	Katechutinktur	„ di Catecù (caccù)
„ Cinnamomi	Zimttinktur	„ di Cannella
„ ferri acetici aetherea	Aetherische Chloreisentinktur	„ eterea di acetato di ferro
„ ferri pomata	Apfelsaure Eisentinktur	„ di ferro pomato (Tintura marziale Lemery)
„ Hyoscyami	Bilsenkrauttinktur	„ di Giusquiamo
„ Opii crocata	Safranhaltige Opiumtinktur	Laudano liquido
„ Rhei (spirit.)	Rhabarbertinktur	Tintura di Rabarbaro
„ Strychni	Brechnußtinktur	„ di Noce vomica
Unguentum Cucumeris	Gurkensalbe	Pomata di Cocomero
„ Hydrargyri ciner.	Graue Quecksilbersalbe	Unguento di mercurio grigio „ (napoletano)
„ Kalii jodati	Kaliumjodidsalbe	„ al joduro di potassio
„ leniens	Cold-Cream	Coldcream
Vinum Chinae cum ferro	Eisenchinawein	Vino chinato ferruginoso
„ Pepsini	Pepsinwein	Vino di pepsina
Zincum oxydatum	Zinkoxyd	Ossido di Zinco
„ sulfuricum	Zinksulfat	Solfato di Zinco
„ chloratum	Zinkchlorid	Cloruro di Zinco

V.
Apparecchi e strumenti chirurgici, Articoli da Medicatura, Chirurgische Apparate und Instrumente, Verbandartikel.

Aghi per siringhe	Nadeln für Spritzen
Bende di cotone	Binden aus Baumwolle
„ di flanella	„ „ Flanell
„ di tela	„ „ Leinwand
Biberone	Saugflasche
Borse (vesciche) } „ per acqua calda }	Warmwasserbeutel
„ per ghiaccio	Eisbeutel
Calze elastiche	Elastische Strümpfe
Cannelli vaginali	Kanüle (Vaginal-)
„ pel retto (per clisteri)	„ für rectum
Capezzoli (in gomma)	Brustwarzenhütchen (aus Gummi)
„ (in legno)	„ (aus Holz)
Cateteri	Katheter
Cinti erniari	Bruchbänder
„ ombelicali	Nabelbruchbänder
Clisopompe	Klysopompen
Contagocce	Tropfzähler
Cotone (Ovatta)	Watte
Cuscini ad aria	Luftkissen
Dischi di Sublimato	Sublimatpastillen
Docce per il naso	Nasendusche
„ per gli occhi	Augenduschen
Enteroclisma	Klistier (zum Aufhängen an der Wand)
Fasce (bende)	Binden
„ cotone	„ Baumwolle-
„ flanella	„ Flanell-
„ garza	„ Gaze-
„ ingessate	„ Gips-
„ lino	„ Leinwand-
„ tessuto elastico	„ elastische
Filacce (sfili)	Charpie
Garza idrofila	Gaze, reine
„ „ sterilizzata	„ , sterilisierte
„ all' acido borico	Borgaze
„ all' jodoformio	Jodoformgaze
Guanti per frizioni	Frottierhandschuhe
Guttaperca protettiva (laminata)	Guttapercha in Blättern
Inalatori	Inhalationsapparate

Irrigatori	Irrigateure
Insoffiatori	Einstäubeapparate
Ovatta (Cotone) (semplice)	Watte (nicht entfettete)
„ idrofila	„ entfettete
„ sterilizzata	„ sterilisierte
Paracalli	Hühneraugenringe
Pessari	Mutterringe
Pennelli di vajo	Haarpinsel
Porta-caustico	Höllensteinhalter
Polverizzatori	Zerstäuber
Rubinetti	Hahnen
Seta protettiva	Protektivseide
Siringhe (Schizzetti)	Spritzen
„ a pera	„ (Birnform)
„ ipodermiche	Hautspritzen.
„ di Gomma indurita	Hartgummispritzen
„ di vetro	Spritzen aus Glas
Sospensori	Suspensorien
Spugne desinfettate	Desinfizierte Schwämme
Tela impermiabile	Wasserdichte Leinwand
Termometri clinici	Thermometer, klinische
„ da bagno	„ für Bad
„ per stanza	„ „ Zimmer
Tiralatte	Milchpumpe
Tubi da drenaggio	Röhren (Abfluß-)
Ventose	Schröpfköpfe

VI.

Der menschliche Körper, il Corpo umano.

Achsel	ascella, l'
Adern	vene, le
„ Puls-	arterie, l'
After	ano, l'
Arm	braccio, il
Auge	occhio, l'
Augenbrauen	ciglia, le
„ lider	palpebre, le
„ winkel	la coda dell' occhio
Bart	barba, la
„ Schnurr-	baffi, i
Bauch	ventre, il
Bauchfell	peritoneo, il

Bein	gamba, la
	osso, l' (plur. le ossa)
Blase	vescica, la
Blut	sangue, il
Brust	petto, il
Brüste	mamelle, le
Busen	seno, il
Därme	intestini, gl' (budella, le)
Drüse	glandula, la
Eingeweide	viscere, le
Ellbogen	gomito, il
Faust	pugno, il
Fett	grasso, il
Ferse	calcagno, il
Finger	dito, il (plur. le dita)
" Daumen	pollice, il
" Zeige-	indice, l'
" Mittel-	medio, il
" Ring-	annulare, l'
" kleiner	mignolo, il
Fleisch	carne, la
Fuß	piede, il
" sohle	la pianta del piede
Gebärmutter	utero, l'
Gaumen	palato, il
Gebiß	dentatura, la
Gehirn	cervello, il
Gelenk	giuntura, la
Genick	nuca, la
Gesicht	viso, volto, il; faccia, la
Gesichtsfarbe	colorito, il; carnagione, la
Gesichtszüge	fattezze, le
Glied	membro, il (plur. le membra)
Haare	capelli, i
Haarflechte (Zopf)	treccia, la
Hals	collo, il
Hand	mano, la
Handfläche	la palma della mano
Handgelenk	polso, il
Harnröhre	uretra, l'
Haut	pelle, la
Herz	cuore, il
Herzbeutel	pericardio, il
Herzklappe	la valvola del cuore
Hoden	testicoli, i
Hüften	fianchi, i

Kehle	gola, la
Kinn	mento, il
Kinnbacken	mascelle, le (plur.)
Knie	ginocchio, il
Kniekehle	garetto, il
Kniescheibe	padella, la
Knochen	osso, l' (plur. le ossa)
Knöchel	le nocche (plur.)
Kopf	testa, la
Körper	corpo, il
„ Ober-	busto, il
Leber	fegato, il
Leib	corpo, il
Leichnam	cadavere, il
Lenden	coscie, le
Lippe	labbro, il (plur. le labbra)
Luftröhre	trachea, la
Lunge	pulmone, il
Magen	stomaco, lo
Mark	midollo, il
Mandeldrüse	tonsilla, la
Milz	milza, la
Mund	bocca, la
Muskeln	muscoli, i
Nabel	ombellico, l'
Nacken	nuca, la
Nagel	unghia, l'
Nase	naso, il
Nasenlöcher	narici, le
Nerven	nervi, i
Nieren	reni, le (plur.)
Ohr	orecchio, l'
Poren	pori, i
Puls	polso, il
Pupille	pupilla, la
Rippen	costole, le
Rippenfell	pleura, la
Rücken	dorso, il; schiena, la
Rückgrat	spina dorsale, la
Rumpf	cassero, il
Schädel	cranio, il
Scheide	vagina, la
Schenkel	coscia, la
Schienbein	stinco, lo
Schläfe	tempia, la
Schlund	gola, la

Schlüsselbein	clavicola, la
Schulter	spalla, la
Sehnen	tendini, i
Skelett	scheletro, lo
Stirn	fronte, la
Trommelfell	timpano, il
Unterleib	basso ventre, il
Wade	polpaccio, il
Wange	guancia, la
Weichen	fianchi, i
Wimpern	palpebre, le
Zäpfchen	ugola, l'
Zahn	dente, il
„ Backen=	mola, la
Zahnfleisch	gengive, le (plur.)
Zehe	dito, il (plur. le dita del piede,)
Zwerchfell	diaframma, il
Zunge	lingua, la

Ausscheidungen des Körpers, Secrezioni del corpo.

Ausdünstung	perspirazione, la
Galle	bile, la
Kot	feccie, le
Milch	latte, il
Rotz	muccio, il
Schleim	muco, il; flemma, la
Schweiß	sudore, il
Speichel	saliva, la
Tränen	lacrime, le
Urin	urina, l'

VII.
Krankheiten, Malattie.

Abschürfung	scorticatura, la
Ansteckung	infezione, l'
Ausdünstung	esalazione, l'
Anfall	accesso, l'
Asthma	asma, l'
Aussatz	lebbra, la
Bandwurm	tenia, la
Beule	furuncolo, il
Blähung	gonfiamento, il

Blasengrieß	calcolo, il
Bleichsucht	clorosi, la
Blutarmut	anemia, l'
Blutsturz	emorragia, l'
Blutverlust	perdita di sangue, la
Brandwunde	cocciatura, la
Bräune	angina, l'
Brechreiz	nausea, la
Bruch (eines Beines z. B.)	frattura, la
„ (Leisten-)	ernia, l'
Buckeliger	bosso, il
Cholera	colera, il *Der Akzent auf der zweitletzten Silbe.*
Diphtheritis	difterite, la
Drüse	glandula, la
Durchfall	diarrea, la
Eiter	pus, il
Entzündung	infiammazione, l'
„ Bauchfell-	peritonite, la
„ Blinddarm-	tiflite, la
„ Hirn-	meningite, la
„ Luftröhren-	bronchite, la
„ Lungen-	polmonite, la
„ Nieren-	nefrite, la
„ Rippenfell-	pleurite, la
„ Venen-	flebite, la
Erbrechen	vomito, il
Erkältung	catarro, raffreddore, il
Fallsucht	epilessia, l'
Fieber	febbre, la
„ Nerven-	„ tifoidea
„ Scharlach-	„ scarlatina
„ Sumpf-	„ malaria
„ Wechsel-	„ intermittente
Flechten	volatiche, le
Finne	pustuletta, la, bitorzolo, i
Fluß	flussione, la
Frostbeulen	geloni, i
Gebrechlichkeit	infermità, l'
Geburt	parto, il (der Akt)
„ Fehl-	aborto, l'
Gelbsucht	itterizia, l'
Geschwür	ulcera, l'
Gicht	gotta, artritide, la
Heilung	guarigione, la
Heiserkeit	raucedine, la (heisere Stimme
Hühnerauge	callo, il [voce rauca)

Husten	tosse, la
Impfung	vaccinazione, la
Katarrh	catarro, il
Keuchhusten	tosse convulsiva (asinina, cacangrena, la [nina)
Knochenfraß, der kalte Brand	
„ (Zähne)	carie, la
Krampf	granchio, il — spasima, la
Krätze	rogna, la
Krebs	cancro, il
Kropf	gozzo, il
Krüppel	stroppiato, lo
Masern	morbillo, il, rosolia, la
Mattigkeit	stanchezza, la
Mundfäule	grancia, la — afte, le
Narbe	cicatrice, la
Ohnmacht	svenimento, lo
Pocken	vajolo, il
Podagra	podagra, la
Pustel	pustola, la
Quetschung	contusione, la
Rheumatismus	reuma, reumatismo, il
Rose	erisipela, l'
Ruhr	dissenteria, la
Skrofulose	scrofolose, la
Scharbock	scorbuto, lo
Scharlach	scarlatina, la
Schnitt	taglio, il
Schnupfen	raffreddore, il
„ Brust=	„ di petto
„ Kopf=	„ di testa
Schlaganfall	colpo apopletico (apoplessia)
Schmerz	dolore, il
„ Leib=	dolor (mal) di viscere
„ Kopf=	„ „ testa
„ Magen=	„ „ stomaco
„ Zahn=	„ „ denti
Schorf	crosta, la (Kopfschorf, forfora, [la)
Schwären	ulcera, l'
Schweiß	sudore, il
Schwindel	vertigine, la — capogiro,
Sodbrennen	acidità allo stomaco
Sommersprossen	lentiggini, le
Speichelfluß	salivazione, la
Star, grauer	cataratte
„ grüner	glaucoma
„ schwarzer	amaurosi

— 27 —

Stammeln (stottern)	balbettare, il
Stuhlgang haben	andar di corpo
Stuhl, harter	stitichezza, la
Stummheit	mutezza, la
Syphilis	sifilide, la
Taubheit	sordità, la
Tripper	gonorrea, (riscaldamento)
Typhus	tifo, il
Übelkeit	mal essere (sentir poco bene)
Unpäßlichkeit	indisposizione, l'
Verdauungsbeschwerde	indigestione, l'
Verkrüppelt	stroppiato
Verrenkung	slogatura, la
Verstauchung	lussazione, la
Verstopfung (Stuhl)	costipazione, stitichezza, la
Warze	porro, il
Wassersucht	idropisia, l'
Weh-Schmerz	dolore, il — male, il
Wehen	dolori del parto
Windpocken	morviglione
Wunde	ferita, la
Zugluft	colpo d'aria
Genesung	convalescenza, la
Heilung	guarigione, la
Tod	morte, la

VIII.
Schädliche Tiere, Insekten und Reptilien,
Animali, Insetti e Rettili nocivi.

Ameise	formica, la
Fliege	mosca, la
Floh	pulce, la
Heuschrecke	cavalletta, la
Laus, Blatt-	afide, l'
„ Filz-	piattola, la
„ Kopf-	pidocchio, il
„ Reb-	filossera, la
Motte	tarlo, il
Raupe	bruco, il
Schlange	serpente, vipera
Schmetterling	farfalla, la
Schnake (Moskito)	zanzara, la

Schnecke	lumaca, la
Schwabenkäfer	scarafaggio, lo
Skorpion	scorpione, il
Spinne	ragno, il
Tarantel	tarantola, la
Wespe	vespa, la
Wanze	cimice, la
Wurm (in Eingeweiden)	verme, il
„ (Holz=, Seiden= 2c.)	baco, il
„ Band=	tenia, la

Maus	sorcio, il
Ratte	topo, il

IX.
Rezeptur.

Alle italienischen Aerzte schreiben die Rezepte in italienischer Sprache und meistens ohne den Namen des Patienten darauf zu vermerken, wie auch in den meisten Fällen die Gebrauchsanweisung fehlt, zwei Uebelstände, die sich fühlbar machen, im ersten Fall beim Abholen der Rezepte, im zweiten zur Kontrollierung der Maximaldosen. Was die Rezeptur ferner sehr willkürlich gestaltet, ist bis jetzt das Fehlen einer mustergültigen Pharmakopöe. Alle Rezepte sollen kopiert werden, und werden die Originale dem Ueberbringer wieder ausgefolgt mit Ausnahme derjenigen, die hohe Dosen starker Gifte enthalten und somit gleichsam als Gift=
scheine in der Apotheke aufbewahrt werden.

2. Auflage 1909 — Eine italienische Pharmakopöe ist seither erschienen unter dem Titel „Farmacopea Ufficiale del Regno d' Italia", und zwar die 1. Ausgabe Rom 1892 und die 2. 1902, daß aber dieselbe mustergültig und wirklich praktisch für den italienischen Apotheker wäre, das könnte ich nicht behaupten, sie ist, anstatt aus der Offizin hervorgegangen zu sein, vom Ratheber heruntet diktiert worden, doch anerkenne ich gerne, daß die Pharmakopöe auch in ihrer heutigen Form einen
großen Fortschritt bedeutet.

Rezeptformeln.

Idroclorato di Morfina centigrammi cinque Acqua distillata grammi dieci per uso ipodermico **Schroen.**	Rp. Morph. mur. 0,05 Aqua destill. 10,0 M. D. S. Unter die Haut einzuspritzen Prof. **Schroen.**

Bicarbonato di Soda grammi 15 Carbonato effervescente di litina grammi 5 fate cartine 15 **Cardarelli.**	Rp. Natr. bicarbon. 15, Lith. carb. efferv. 5, M. f. plv. div. in chart. No. XV Prof. **Cardarelli.**

Acqua distillata 150 grammi
Clorato di potassa 2,0
Sciroppo di gelsemore 25,0
Gargarismo
      Fede.
	Rp. Aqua dest. 150,
	      Kal. chlor. 2,
	      Syr. mori 25,
	M. D. S. Gurgelwasser.
	      Prof. **Fede.**

Estratto di aconito
   centigrammi dieci
Acetato di potassa
   grammo uno
Sciroppo di Bignonia
   grammi venti
Emulsione gommosa
   grammi cento
      Bianchi.
	Rp. Extr. Aconit. 0,10
	
	      Kal. acet. 1,0
	
	      Syr. Bignon. 20,
	
	      Mucil. gi. arab. dil. 100,
	      (1 : 10)
	M. D. S.
	      Prof. **Bianchi.**

Cocaina idroclorica 0,50   Rp. Cocain. hydrochlor.
                                                     0,5
Acqua distillata   200,   Aq. destill. 200,
per polverizzazioni   M. D. S. Zum Verstäuben.
      Massei.   Prof. **Massei.**

Ergotina Bonjean   1,50   Rp. Extr. Secal. Bonjean
                                                       1,5
Polvere di liquirizia q. b.   Plv. liquirit. q. s.
per farne pillole No. 20   M f. pil. No. XX
      Morisani.   D. S. Prof. **Morisani.**

Jodoformio due scrupoli   Rp. Jodoform   ℈ II
Polvere di oppio granelli dieci   Plv. opii   gr. X
Sugna lavata un oncia e mezza   Adip. suill.   ℥ I β
mischiate e fatene pomata   M. f. ungt.
      Izzo.   D. S.   **Izzo.**

Die häufigsten Gebrauchsanweisungen (direzione, istruzione, Modo di adoperare) lauten:

Jede Stunde einen Eßlöffel voll zu nehmen.	Da prendersi (prenderne) ogni ora una cucchiajata da minestra.
Morgens und abends einen Kaffeelöffel voll.	Un cucchiajo da caffè mattina e sera.

Dreimal täglich 10 — 20 Tropfen in einem Weinglase voll Wasser vor dem Essen zu nehmen (nach den Mahlzeiten).	Da prenderne ogni giorno dieci a venti gocce in un bicchier da vino d'acqua prima di mangiare (dopo i pasti).
Ein Pulver beim Schlafengehen zu nehmen.	Da prendersi una cartina andando al letto.
Auf einmal zu nehmen. („ dreimal).	Da prendersi in una volta (in tre volte).
Zweimal täglich einzureiben.	A farne due frizioni al giorno.
Morgens nüchtern zu nehmen.	Da prendersi la mattina a digiuno.
Äußerlich.	Per uso esterno.
Umzuschütteln.	Si agiti la bottiglia.

Wo Gebrauchsanweisungen nicht auf dem Rezepte sich befinden, wird dieses auf die Signatur kopiert, oder der Kürze halber folgende Signaturen benützt:

Augenwasser	Collirio
Gurgelwasser	Gargarismo
Mixtur	Pozione
Salbe	Pomata
Tropfen	Gocce
Zum Pinseln	Per pennellazioni
Zum Verstäuben	Per polverizzazioni
Zur subkutanen Einspritzung	Per injezioni ipodermiche.

X.

Formel für eine Urin-Analyse.

Resultat   **Risultato**

der Urinanalyse, ausgeführt von dem Unterzeichneten für

Herrn

dell' analisi d'urina eseguita dal sottoscritto per ordine del

Signor

Physikalisch-chemischer Teil.	Parte fisico-chimica.
Aussehen: trübe	**Aspetto:** torbido
Farbe: gelblich	**Colore:** giallastro
Geruch: eigenartig	**Odore:** sui generis
Volum: 300 ccm	**Volume:** 300 ccm
Spez. Gewicht: 1016	**Peso specifico:** 1016
Reaktion: alkalisch	**Reazione:** alcalina
Harnstoff: nach Hüfners Methode per Tausend 12,740	**Urea:** dosata col metodo di Hüfner per litrogrammi [12,740
Harnsäure: —	**Acido urico:** —
Chlorate: in normaler Quantität	**Cloruri:** in quantità normale
Sulfate: ebenfalls	**Solfati:** id.
Alkalische Phosphate: etwas mehr als normal	**Fosfati alcalini:** in lieve aumento
Erdige Phosphate: normal	**Fosfati terrosi:** normali
Eiweiß: nach Esbachs Methode per Tausend 1,76	**Albumina:** dosata col metodo di Esbach per litro grammi 1,76
Zucker: Fehlingsche Probe mit Polarisator kontrolliert — abwesend	**Glucosio:** dosato col metodo di Fehling controllato col polarizzatore, per litro grammi — manca
Oxalsäure: fehlt	**Acido ossalico:** manca
Schleim-Eiter: in großer Menge	**Muco-Pus:** in grande quantità
Blut: Spuren	**Sangue:** tracce
Farbstoffe: (pathologische) fehlen	**Pigmenti:** patologici assenti

Mikroskopischer Teil.	Parte microscopica.
Sehr große Mengen von Schleim- und Eiterzellen. Verschiedene Ephithelzellen der Blase und der Harnröhre. Viele Bakterien. Abwesenheit von Kristallen und Cylindern.	Grandissima quantità di cellule di muco e di pus. Parecchie cellule epiteliali della vescica e dell' uretra. Molti batteri. Assenza di cristalli e di cilindri.
Neapel, den 12. Mai 1891.	Napoli, li 12 Maggio 1891.
J. Durst.	**J. Durst.**

XI.

Corrispondenza, Korrespondenz.

Signor Carlo Erba
Napoli, li 3 Luglio 1891.
Milano.

Vi prego spedirmi a mezzo campione una piccola quantità di Solfuro secco di potassio, indicandomi il prezzo per una forte partita.

Ringraziandovi del favore con tutta stima vi saluto

L. Scarpitti.

Herrn Carl Erba
Neapel, den 3. Juli 1891.
Mailand.

Ich erbitte mir per Musterpost eine kleine Quantität trockenes Schwefelkalium und ersuche um Preisangabe für eine größere Partie.

Indem ich Ihnen im voraus bestens danke, begrüße Sie
ergebenster

L. Scarpitti.

Signor L. Scarpitti
Milano, li 6 Luglio 1891.
Napoli.

In obbedienza alla preg. vostra del 3 andante vi ho spedito campione di solfuro secco di potassio che vi cederò à Lir. 1,40 il Chilo.

In attesa di v. comandi ben distintamente vi riverisco

Carlo Erba.

Herrn L. Scarpitti
Mailand, den 6. Juli 1891.
Neapel.

Ihrem Werten vom 3. dieses zufolge sandte Ihnen heute Muster von Schwefelkalium, das ich Ihnen zum Preise von Lir. 1,40 per Kilo ablassen kann.

Ihren schätzbaren Aufträgen entgegensehend, zeichne
hochachtungsvoll

Carl Erba.

Signor G. Passarge
Farmacia inglese, Roma.

Egregio Signore

Fatemi il piacere di mandarmi contro assegno al più presto possibile al mio indirizzo „Hotel d'Italie a Firenze" la pozione e le pillole della ricetta che porta il No. 98 304.

Prego mandarmi nello stesso tempo la Copia della ricetta per passarla alla farmacia inglese di H. Groves, perchè mi fermerò in questa città almeno un mese.
Firenze, li 9 Marzo 1891.   Conte **Luigi Doria.**

Herrn G. Passarge
Englische Apotheke, **Rom.**

Geehrter Herr!

Ich bitte Sie, mir so bald als möglich an meine Adresse „Hôtel d'Italie in Florenz" gegen Postnachnahme die Mixtur und die Pillen des Rezeptes Nr. 98304 zu senden. Zugleich ersuche ich Sie, mir die Abschrift des Rezeptes beizulegen, um solches in der englischen Apotheke von H. Groves anfertigen lassen zu können, da ich mich hier wenigstens einen Monat aufhalten werde.

Florenz, den 9. März 1891.   Graf **Alois Doria.**

Roma, li 10 Marzo 1891.
Illmo Signor Conte

Ho l'onore di avvisarvi che oggi stesso sono state spedite le medicine richieste da voi colla v. stimata di jeri. Inquanto all' importo mi sono permesso di passarlo al vostro Conto già aperto.

Gradite Signor Conte i miei ossequi
devmo   **G. Passarge.**

Rom, den 10. März 1891.
Herr Graf!

Ich habe die Ehre, Sie zu benachrichtigen, daß unter dem Heutigen die mir von Ihnen mit geehrtem Gestrigen bestellten Arzneien abgegangen sind.

Ich erlaubte mir, den Betrag Ihrer Rechnung beizuschreiben. Genehmigen Sie, Herr Graf, die Versicherung vollendeter Hochachtung ergebenster **G. Passarge.**

Signor Durst, Farmacista
Salerno, li 10 Giugno 1891.
Napoli.

Vi prego mandarmi a mezzo pacco postale altre sei scatole della vostra Polvere contro l'Asma. Qui in seno vi rimetto vaglia postale di Lit. 30 in saldo mio dare fin a tutt' oggi. Sicuro della pronta spedizione vi ringrazio e con perfetta stima vi saluto.   Cav. **Giuseppe Ferrari.**

Herrn Durst, Apotheker
Salerno, den 10. Juni 1891.
Neapel.

Ich bitte Sie mir per Postpaket weitere sechs Schachteln Ihres Asthmapulvers zu senden. Anliegend übersende Ihnen Postanweisung für Lit. 30 zur Ausgleichung Ihres Guthabens

bis heute. Prompter Zusendung sicher, spreche Ihnen meinen Dank aus und begrüße Sie
Achtungsvoll
Ritter **Josef Ferrari.**

Napoli, li 11 Giugno 1891.
Pregmo Signor Cav. **Ferrari!**
Accuso la stim. vostra del 10 corrente e vi ringrazio della vaglia postale per Lit. 30 che debitamente ho portato al v. Credito, rimanendo a Saldo ancora l' ultima mia fattura di Lir. 18,60 in data del 28 Febbrajo, che probabilmente vi è sfuggita.
In attesa di pregiati vostri comandi ulteriori
Distintamente vi riverisco **J. Durst.**

Neapel, den 11. Juni 1891.
Sehr geehrter Herr Ritter **Ferrari!**
Bekenne mich dankend zum Empfange Ihres Geehrten vom 10. dieses nebst Postanweisung für Lit. 30, welche ich Ihnen gutgeschrieben habe, da noch meine Faktur mit Lir. 18,60 vom 28. Februar offen steht, was Ihnen wohl außer acht gekommen ist.
Indem ich mich Ihnen bestens empfehle, zeichne
ergebenster **J. Durst.**

XII.

Gespräche, Dialoghi.

Guten Morgen, mein Herr.	Buon giorno Signore.
Guten Morgen, meine Dame, womit kann ich Ihnen dienen?	Buon giorno Signora, in che cosa le posso servire?
Ich möchte gerne etwas gegen das Fieber haben; ich denke, einige Chininpulver würden das Richtige sein.	Vorrei qualche cosa contro la febbre, credo che ci vuole qualche cartina di Chinino.
Wer ist krank?	Chi si trova (chi è) ammalato?
Eines meiner Kinder.	Uno dei miei bambini.
Wie alt ist dasselbe?	Quanti anni ha?
Drei Jahre.	Tre anni.
Wer hat Ihnen geraten, dem Kinde Chinin zu geben?	Chi le ha consigliato di dare del Chinino al bambino?
Niemand, ich weiß nur, daß man bei Fieber Chinin gibt.	Nessuno, ma so che si dà del Chinino in caso di febbre.

Ich bin nicht Ihrer Ansicht, vielmehr rate ich Ihnen, einen Arzt rufen zu lassen, um so mehr, als das Fieber ja häufig die begleitende Erscheinung einer Krankheit ist.	Non sono del suo parere, anzi le consiglierei di far chiamare un medico, massime perchè tante volte la febbre non è altro che il segno manifesto d'una malattia più o meno pronunziata.
Glauben Sie denn, daß Gefahr vorhanden?	Crede lei che vi sia del pericolo?
Das kann ich nicht beurteilen, zumal ich das Kind ja gar nicht gesehen habe.	Questo non posso sapere anche perchè non ho visto il bambino.
Das ist richtig, zu welchem Arzte würden Sie mir raten zu gehen?	È giusto, quale medico mi consiglierebbe?
Haben Sie keinen Hausarzt?	Non ha il suo medico di famiglia?
Wir hatten einen, aber leider starb derselbe vor einigen Monaten.	Si, abbiamo avuto uno, ma disgraziatamente è morto pochi mesi fa.
Gut, dann rufen Sie Dr. M., derselbe ist ein sehr tüchtiger Arzt.	Ebbene faccia chiamare il Dottor M. ch'è un ottimo medico.
Wo wohnt er?	Dove abita?
Er wohnt am Rione Amedeo Nr. 45.	Lui sta al Rione Amedeo Nr. 45.
Ich danke recht sehr, ich werde Ihnen das Rezept durch meinen Diener zusenden.	Tante grazie, manderò il mio cameriere (servitore) colla ricetta.
Ich danke Ihnen, ich hoffe nur, daß es nichts Gefährliches sein wird.	La ringrazio, voglio sperare che non si tratti di un caso grave.

Guten Tag, mein Herr, die gnädige Frau läßt Sie bitten, das Rezept so schnell wie möglich zu machen, da der Kleine sehr krank ist. Sie läßt Ihnen auch danken für die Adresse des Arztes, sie wird selbst vorbeikommen und sich bedanken.	Buon giorno Signore, la Signora la prega di spedire questa ricetta al più presto possibile, perchè il piccolo ragazzo è molto ammalato. Manda pure a dire che la ringrazia dell'indirizzo del medico, e che passerà personalmente a ringraziarla.
Das Rezept wird so schnell wie möglich gemacht, allein es dauert immer eine halbe	Si farà la ricetta al più presto possibile, però ci vuol una mezz'ora, essendo ordinato

Stunde, da unter anderem auch eine Abkochung aufgeschrieben ist.	fra le altre cose un decotto.
Ja, aber Madame sagte, ich müßte sofort zurückkommen.	Ma la Signora disse che devo ritornare subito.
Gut, ich gebe Ihnen sofort das Senfpapier und die Tropfen, die am nötigsten sind; die Arznei aber holen Sie sich in einer halben Stunde ab.	Va bene, le darò subito la carta senapata e le gocce che sono più d'urgenza, e per la pozione ritornerà in una mezz' ora.
Tausend Dank, ich werde dann alles zusammen bezahlen, wenn ich zurückkehre.	Mille grazie, pagherò poi tutto al mio ritorno.
Das ist nicht nötig, da die gnädige Frau Rechnung hat.	Non occorre, perchè la Signora tiene un conto aperto.
Richten Sie der gnädigen Frau meine Empfehlungen aus.	I miei rispetti alla Signora.
Können Sie mir dieses Rezept anfertigen, dasselbe ist von einem deutschen Arzte und ist, wie Sie am Stempel sehen, schon in München gemacht worden?	Potrebbe spedirmi questa ricetta la quale è scritta da un medico tedesco ed è già stata spedita a Monaco come vede dal bollo?
Gewiß, unsere Apotheke ist ja unter andern auch eine deutsche.	Sicuro (si Signore), la nostra farmacia è pure farmacia tedesca.
Sie haben recht, ich habe nicht daran gedacht, daß Ihre Apotheke die des deutschen Krankenhauses ist, dirigirt von Dr. Graeser.	Ha ragione, non ci ho pensato, che la sua farmacia è quella dell'Ospedale tedesco, diretto dal Dottore Graeser.
Wünschen Sie das ganze Rezept oder nur einen Teil desselben?	Desidera tutta la ricetta o soltanto parte?
Nein, nicht das ganze, ich möchte nur die Pulver, und zwar die doppelte Quantität haben.	No Signore, non tutto, vorrei soltanto le cartine ma la doppia quantità.
Wollen Sie darauf warten, oder soll ich Ihnen dieselben zuschicken?	Vuol aspettarle o posso mandarle?
Nein, ich werde wiederkommen; wann werden die Pulver fertig sein?	No, ritornerò, quando saranno pronte?

In ungefähr einer Stunde.	In circa un' ora.
Könnten Sie dieselben nicht früher anfertigen?	Non potrebbe tenerle pronte più presto?
Das wird kaum möglich sein, da wir sehr viel zu tun haben.	Questo non sarà possibile perchè abbiamo molto da fare.
Dann ist es zu spät für die Post.	Allora è troppo tardi per la posta.
Sollen die Pulver mit der Post verschickt werden?	Le cartine devono esser spedite per la posta?
Ja, dieselben sind nicht für mich, sondern für meine Tochter, die sich zurzeit auf Capri befindet.	Si Signore, le cartine non sono per me, ma per la mia figlia che attualmente si trova a Capri.
Nun, dann können wir dieselben ja selbst zur Post geben, da diese ja heute doch nicht mehr abgehen.	Va benissimo, allora possiamo noi mandarle alla posta, perchè oggi non partiranno più.
Ich wäre Ihnen sehr verbunden, wenn Sie so freundlich sein wollten, den Versand zu übernehmen.	Le sarei molto obligato se vorrebbe occuparsi della spedizione.
Mit dem größten Vergnügen.	Col massimo piacere.
Wann würde das Paket abgehen?	Quando partirebbe il pacco?
Das Paket geht morgen früh 9 Uhr mit dem Postdampfer von Santa Lucia ab und kommt um 12 Uhr mittags in Capri an.	Il pacco partirà domani mattina alle nove da Santa Lucia col vapore postale ed arriverà a Capri a mezzogiorno.
Welches ist die Adresse Ihrer Fräulein Tochter?	Quale sarebbe l'indirizzo della Signorina?
Fräulein Else Sete, Villa Belvedere, Capri.	Signorina Elisabetta Sete, Villa Belvedere, Capri.
Wieviel habe ich Ihnen zu bezahlen?	Quanto le devo?
Die doppelte Quantität der Pulver kostet Lit. 6,50 und das Porto 50 Centimes, macht zusammen 7 Lire, wenn ich bitten darf.	La doppia quantità delle cartine costa Lit. 6,50 ed il porto Centesimi cinquanta, che fa in tutto sette lire.
Das ist teurer als in München.	Quest' è più caro che a Monaco.
Ganz natürlich, weil der Zoll hier auf Medizinalien sehr hoch ist.	È naturale, perchè il dazio sui medicinali è molto pesante.

Ich habe leider kein Kleingeld bei mir, darf ich Sie bemühen, mir ein Billet von 50 Lire zu wechseln?	Mi dispiace non ho spiccioli (piccola moneta) con me, la posso incommodare di cambiarmi un biglietto di cinquanta lire?
Bitte, sehr gerne; bitte, hier sind 40 Lire in Papier und der Rest in Silber. Besten Dank.	Prego, volontieri — favorisca ecco quaranta lire in carta ed il resto in argento. Grazie distinte.
Bitte, dürfte ich Sie bemühen, mir für einen Franken Kupfer zu geben, da ich es sehr nötig habe?	Vorrebbe favorirmi un franco in bronzo, perchè ne ho molto bisogno.
Sehr gerne.	Sicuro (ben volontieri).
Auf Wiedersehen! (Guten Tag.)	A rivederci! (a rivederla!) (Buon giorno).
Adieu.	Addio (ist nur unter Freunden gebräuchlich oder Dienern und Untergebenen gegenüber).

Ist kein Arzt in der Apotheke?	Non c'è un medico in farmacia?
Nein, in diesem Augenblick nicht; was ist geschehen?	In questo momento no, che c'è di grave.
Das Kind hat die Arznei auf einmal ausgetrunken, und der Arzt, der sie verschrieben, ist nicht zu Hause, auch Dr. N. kommt vor einer Stunde nicht nach Hause.	La bambina ha bevuto in una volta tutta la medicina, ed il medico che l'ha ordinata non si trova in casa, pure il Dottor N. non ritornerà a casa prima di un'altra ora.
Sie haben die Flasche mitgebracht, wie ich sehe, wir wollen rasch nachsehen im Buche, was dieselbe enthielt.	Vedo che ha riportato la bottiglia, vediamo sul libro che cosa fu il contenuto.
Beruhigen Sie sich, es ist glücklicherweise nicht schlimm: ich werde Ihnen etwas geben bis der Arzt zurück ist.	Meno male, può stare tranquillo, perchè non è cosa seria, ciò nonostante le darò qualche cosa fin al ritorno del medico.
Wie alt ist das Kind?	Quanti anni ha la bambina?
Vier Jahre, es ist ein schwächliches Kind und schon lange krank.	Quattro anni, ma è debole ed ammalata da molto tempo.
Beeilen Sie sich, geben Sie dem Kinde diese Arznei auf zweimal im Zwischenraume	Faccia presto e dia alla bambina questa medicina in due volte nell' intervallo di un

einer Viertelstunde, und versäumen Sie nicht, den Arzt zu rufen, da ich keine Verantwortung übernehme.	quarto d'ora, e non manchi di far chiamare il medico perchè non voglio prendere alcuna responsabilità.
Was kostet die Arznei?	Quanto costa la medicina?
Einen Franken und achtzig.	Un franco e ottanta (centesimi).
Nun habe ich in der Eile vergessen Geld zu mir zu stecken!	Adesso nella fretta mi sono dimenticato di portare quattrini.
Das macht nichts, wo wohnen Sie?	Non fa niente, dove sta di casa?
Garofaloplatz Nr. 32.	Largo (Piazza) Garofalo No. 32.
Das genügt, verlieren Sie keine Zeit.	Questo basta, non perda tempo.

Ich möchte Sie bitten, mir Morphium zu Einspritzungen zu geben.	La pregherei di darmi un po di Morfina per uso ipodermico.
Haben Sie ein Rezept?	Ha una ricetta?
Nein, das wird wohl nicht nötig sein.	No Signore, credo che non sarà necessario.
Das ist sogar sehr nötig, da ich Ihnen ohne Rezept überhaupt nicht Morphium geben kann, und dies nicht nur, weil es gegen das Gesetz verstößt, sondern auch in Ihrem eigenen Interesse muß ich Ihnen solches verweigern.	Altro che necessario, perchè senza ricetta non le posso dare della Morfina e ciò non soltanto perchè la legge non lo permette, ma anche nel suo proprio interesse mi rifiuto di darglielo.

Könnten Sie mir etwas Gift zur Vertilgung von Ratten geben?	Potrebbe darmi del veleno per distruggere i topi?
Bedaure sehr, da ich nicht das Vergnügen habe Sie zu kennen.	Mi dispiace perchè non ho il piacere di conoscerla.
Aber unter welchen Bedingungen werden Sie mir solches abgeben?	Ma a che condizioni posso ottenerlo?
Bringen Sie mir einen Giftschein (Erlaubnißschein) vom Vize-Bürgermeister.	Mi porterà un permesso del Vice-Sindaco.

Verlag von Julius Springer in Berlin.

Hagers
Handbuch der Pharmazeutischen Praxis
für Apotheker, Ärzte, Drogisten und Medizinalbeamte.

Unter Mitwirkung von
Max Arnold-Chemnitz, **G. Christ**-Berlin, **K. Dieterich**-Helfenberg,
Ed. Gildemeister-Leipzig, **P. Janzen**-Blankenburg, **C. Scriba**-Darmstadt
vollständig neu bearbeitet und herausgegeben von
B. Fischer-Breslau und **C. Hartwich**-Zürich.

Zwei Bände.

Fünfter, unveränderter Abdruck.

Mit zahlreichen in den Text gedruckten Holzschnitten.
Preis je M. 20,—; elegant in Halbleder gebunden M. 22,50.
Auch in 20 Lieferungen zum Preise von je **M. 2,—** zu beziehen.

Ergänzungsband zu Hagers
Handbuch der Pharmazeutischen Praxis
für Apotheker, Ärzte, Drogisten und Medizinalbeamte.

Unter Mitwirkung von **Ernst Duntze**-Berlin, **M. Piorkowski**-Berlin,
A. Schmidt-Geyer, **Georg Weigel**-Hamburg, **Otto Wiegand**-Leipzig,
Carl Wulff-Buch, **Franz Zernik**-Steglitz
bearbeitet und herausgegeben von
W. Lenz-Berlin und **G. Arends**-Chemnitz.
Mit zahlreichen in den Text gedruckten Figuren.
Preis M. 15,—; elegant in Halbleder gebunden M. 17,50.

Neues Pharmazeutisches Manual
von **Eugen Dieterich.**
Zehnte, vermehrte Auflage.

Herausgegeben von **Dr. Karl Dieterich,**
Direktor der Chemischen Fabrik Heltenberg, A.-G. vorm. Eugen Dieterich,
Privatdozent für Pharmakochemie a. d. Kgl. tierärztl. Hochschule zu Dresden.
Mit 98 Textfiguren und einer Heliogravüre.
Preis M. 16.—; in Moleskin gebunden M. 18,—; mit Schreibpapier
durchschossen und in Moleskin gebunden M. 20,—.

Das Mikroskop und seine Anwendung.
Handbuch der praktischen Mikroskopie
und Anleitung zu mikroskopischen Untersuchungen.
Von **Dr. Hermann Hager.**
Nach dessen Tode vollständig umgearbeitet und in Gemeinschaft
mit Regierungsrat **Dr. O. Appel**, Privatdozenten **Dr. G. Brandes** und
Professor **Dr. Th. Lochte** neu herausgegeben von
Dr. Carl Mez,
Professor der Botanik an der Universität Halle.
Zehnte, stark vermehrte Auflage.

Mit 463 Textfiguren. — In Leinwand gebunden Preis M. 10,—.

Zu beziehen durch jede Buchhandlung.

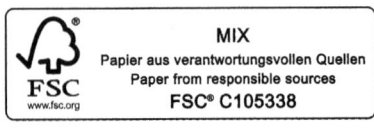

If you have any concerns about our products,
you can contact us on
ProductSafety@springernature.com

In case Publisher is established outside the EU,
the EU authorized representative is:
Springer Nature Customer Service Center GmbH
Europaplatz 3, 69115 Heidelberg, Germany

Printed by Libri Plureos GmbH
in Hamburg, Germany